I0068421

RAPPORT

SUR L'EMPLOI

DU

GAZ PROTOXIDE D'AZOTE

DANS LE TRAITEMENT

DU CHOLERA-MORBUS,

PAR M. LE DOCTEUR LEPAGE,

RAPPORTEUR DE LA COMMISSION NOMMÉE PAR MM. LES MÉDECINS
D'ORLÉANS POUR L'EXAMEN DES PROPRIÉTÉS DE CE GAZ;

Lu et adopté en assemblée générale le 20 août 1832.

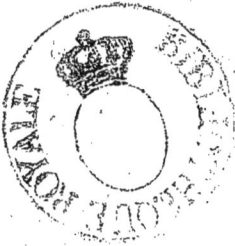

PRIX : I FR.

ORLÉANS,

CHEZ { BEAUFORT - GUYOT , Libraire , place Saint-
Samson.
GATINEAU , Libraire , rue Royale.

PARIS , chez F. GUITEL , rue J.-J. Rousseau.

NOVEMBRE 1832.

NOTA. Un grand nombre de personnes, même étrangères à la médecine, m'ayant témoigné le desir de connaître le résultat des travaux de la commission nommée pour l'examen des propriétés du gaz protoxide d'azote, je me suis décidé à livrer ce rapport à l'impression, persuadé d'ailleurs qu'il n'était pas indifférent pour la science de publier ce document authentique qui pourra servir à l'histoire des divers traitemens employés contre le cholera-morbus. Au reste, je n'ai fait cette démarche qu'avec l'assentiment de tous ceux de mes confrères qui ont apporté à la commission le tribut de leurs observations.

ORLÉANS.— IMPRIMERIE DE GUYOT AINÉ.

RAPPORT

SUR L'EMPLOI

DU

GAZ PROTOXIDE D'AZOTE

DANS LE TRAITEMENT

DU CHOLERA-MORBUS.

MESSIEURS,

La commission que vous avez bien voulu charger de
l'examen des observations tendant à introduire le gaz
protoxide d'azote dans le traitement du cholera-morbus,
a terminé son travail, et va avoir l'honneur de vous sou-
mettre son rapport (1).

Dans une maladie qui apparaît pour la première fois
au milieu de nous, dont la marche est si rapide, le danger si imminent, la thérapeutique si peu connue, il est
naturel, il est même inévitable de donner champ libre
aux hypothèses ; et depuis près de cinq mois que ce fléau
pèse sur la France, chaque conjecture, chaque supposition
plus ou moins probable dut enfanter une méthode parti-
culière de traitement. Mais à mesure qu'on put faire
des observations, rapprocher, comparer des faits, on

---

(1) Cette commission était composée de cinq membres : MM. les
docteurs Fouré, Ranque, Jallon, Lanoix père, et Lepage, rapporteur.

commença à remplacer l'empirisme aveugle par des moyens plus rationnels. En étudiant avec attention les symptômes du cholera-morbus dans ses diverses périodes, on fut frappé de l'analogie qu'il présente dans sa période algide avec l'asphyxie par les gaz délétères, asphyxie que précède presque constamment une congestion sanguine pulmonaire qu'il n'est pas toujours possible de détruire par les émissions sanguines. On a donc dû chercher tous les moyens de remédier à cet accident toujours grave (je veux parler de l'asphyxie), en ranimant l'action du cœur et le jeu des poumons ; et à cet égard quelques observateurs ingénieux ont pensé que *le gaz protoxide d'azote*, qui contient une beaucoup plus grande proportion d'oxigène que l'air atmosphérique (environ le double) offrirait le stimulus le plus convenable (1).

M. Tortera, chirurgien à Villiers-Saint-Benoist (Yonne), paraît être le premier qui ait pensé à employer le gaz protoxide d'azote dans le traitement du cholera-morbus ; mais, dans la lettre qu'il adressa à ce sujet à la *Gazette médicale*, il ne fit qu'indiquer vaguement cette médication, sans aucune indication de la manière dont on pouvait ou dont on devait la mettre en usage. Peu de temps après, M. Serullas, pharmacien en chef du Val-de-Grace, qui depuis a succombé lui-même à une attaque du fléau qu'il cherchait à combattre avec tant de zèle, commença une série d'expériences avec ce gaz, et le fit administrer sous forme liquide, c'est-à-dire en solution dans

---

(1) Ce gaz, qui entretient la combustion mieux que l'air atmosphérique, et qui rallume les corps en ignition qu'on y plonge, est composé, d'après M. Simonin, d'un volume de gaz azote et d'un demi-volume d'oxigène condensés en un seul, ou de 100 d'azote et 56,49 d'oxigène, en poids.

l'eau (1). Mais il était réservé à **M. Simonin**, l'un de nos pharmaciens les plus distingués, de faire connaître le véritable mode d'administration de ce nouveau moyen thérapeutique (2). C'est lui, en effet, qui le premier conçut l'heureuse idée d'employer le protoxide d'azote à l'état gazeux et de le faire respirer aux malades, et c'est à son zèle, ainsi qu'à celui de notre confrère M. le docteur Lhuillier, auquel il communiqua ses vues à ce sujet, que l'on doit les premiers essais qui furent faits à l'hospice des cholériques de la Croix (3). D'un autre côté, les médecins de Châteauroux qui avaient assisté ici aux premières expériences sur le protoxide d'azote, MM. les docteurs Ménissier et Pétel reportèrent cette médication dans leur ville, où elle obtint entre leurs mains, s'il faut en croire le *Journal de l'Indre*, les succès les plus marqués.

Bientôt MM. Jallon, Lanoix père et fils, et la plupart des autres médecins attachés à l'hospice de la Croix, introduisirent cette médication dans le traitement des malades confiés à leurs soins dans leurs services respectifs, et les expériences se multiplièrent, soit à l'hôpital des cholériques, soit à domicile.

Les résultats furent très-variés, comme on devait s'y

---

(1) M. Damiron a employé cette solution avec avantage chez neuf personnes atteintes du cholera.

(2) Voyez, pour les réclamations qui ont eu lieu à ce sujet, la *Gazette médicale* du 26 mai 1832.

(3) La *Gazette médicale* parle aussi des expériences tentées par M. Coster avec le gaz protoxide d'azote, mais sans préciser les époques. Il paraît, au reste, que M. Coster attribuait plus d'efficacité au gaz oxigène pur, que pourtant on a abandonné depuis comme trop actif.

attendre, tous les malades ne se trouvant pas soumis à l'action du gaz protoxide d'azote, ni de la même manière, ni dans les mêmes circonstances, ni dans les mêmes périodes de la maladie; mais quelques effets heureux furent aperçus, et devinrent bientôt le sujet de toutes les conversations, de toutes les espérances. Cependant les journaux, qui s'emparent de tout, s'emparèrent de ces faits et les dénaturèrent en les rapportant. Ces journaux ont pensé qu'ils pouvaient ériger en spécifique contre le cholera un moyen utile sans doute, et dont quelques médecins paraissent avoir retiré certains avantages; mais ils se sont trompés. Les médecins d'Orléans n'ont jamais prétendu et personne ne pouvait prétendre que le gaz protoxide d'azote fût un remède assuré, un véritable spécifique contre le cholera. On a dit, et l'on a dit avec raison que ce gaz était, non pas un spécifique, mais un moyen qui, comme tant d'autres, employé dans les circonstances convenables et à une certaine époque de la maladie, pouvait avoir l'influence la plus heureuse sur le résultat des autres moyens, soit simultanément, soit ultérieurement mis en usage. On a dit, enfin, que le gaz protoxide d'azote, ingéré dans les poumons, paraissait avoir la propriété de ranimer l'action du cœur, et par conséquent d'activer la circulation et de relever le pouls; et c'est cette propriété, dont il ne nous semble plus permis de douter, qui doit faire regarder le gaz protoxide d'azote comme un auxiliaire puissant dans le traitement du cholera-morbus. Mais cette assertion semblera peut-être prématurée avant l'examen analytique des observations sur lesquelles elle est fondée.

Pour répondre donc avec autant de précision que

possible aux questions que nos confrères de quelques départemens nous ont adressées par l'intermédiaire de l'autorité locale, nous allons nous livrer à l'analyse des diverses observations sur l'emploi du gaz protoxide d'azote, qui ont été faites par un assez grand nombre de médecins de notre ville; puis, cette analyse faite avec équité, sans prévention ni pour ni contre le moyen dont il est question, prenant la somme des cas où le protoxide a produit de l'effet, et, par opposition, celle des cas où il est demeuré sans résultat appréciable, nous nous trouverons naturellement conduits à la connaissance des effets plus ou moins marqués de cet agent thérapeutique sur notre économie, ainsi qu'à celle des avantages ou des désavantages qu'il peut présenter dans le traitement du cholera-morbus.

Avant de commencer l'analyse des observations dont nous venons de parler, nous dirons un mot sur l'esprit dans lequel cette analyse doit être faite, et nous répondrons d'avance à une objection que l'on ne manquera pas de mettre en avant. Tout le monde sait qu'en saine logique médicale on ne peut rien conclure de l'expérimentation d'un médicament ou d'un moyen quelconque, que lorsque ce médicament ou ce moyen a été expérimenté seul et pour ainsi dire isolément. Or, il est vrai de dire que, dans la plupart des cas dont les observations ont été recueillies, la médication par le gaz protoxide d'azote n'a pas été employée seule ; mais cette expérimentation isolée qu'un médecin véritablement consciencieux ne saurait, dans l'état actuel de la science, se permettre dans le traitement du cholera, est-elle ici absolument indispensable pour juger de l'effet de l'agent thérapeutique dont il est question ?

nous ne le pensons pas. Et ne suffit-il pas, en effet, de la manifestation instantanée ou presque instantanée de certains phénomènes toujours constans après l'application de cet agent, pour qu'on puisse conclure qu'il produit tel ou tel effet, qu'il exerce telle ou telle action sur l'économie ? L'axiome médical énoncé plus haut conserverait toute sa force, s'il s'agissait de juger ou une méthode de traitement qui ne pourrait plus comporter l'essai simultané d'une autre méthode, ou bien un spécifique, ou du moins une substance annoncée comme telle pour la guérison de telle maladie déterminée ; mais ici ce n'est point une méthode que nous avons à essayer, ce n'est point un spécifique que nous avons à expérimenter ; c'est un simple moyen, dirigé, non point contre une maladie, mais contre un des accidens les plus graves d'une maladie, dont nous avons à étudier les effets. Or, ces effets, ils resteront à-peu-près les mêmes, un peu plus forts, un peu plus faibles, quels que soient d'ailleurs les autres moyens mis en usage.

Nous passons à l'examen des observations.

OBSERVATIONS

FAITES A L'HOSPICE DES CHOLÉRIQUES DE LA CROIX.

SERVICE DE M. LE DOCTEUR LHUILLIER (1).

OBSERVATION 1re.

La première observation communiquée par M. le docteur Lhuillier est celle de la femme France, journalière, âgée de 56 ans, entrée à l'hospice de la Croix le 1er mai, avec tous les symptômes du choléra le plus intense, diarrhée, crampes, vomissemens, refroidissement des extrémités, langue froide, rétraction des yeux, renversement du globe de l'œil, flétrissure de la peau, cyanose, altération des traits, aphonie, suppression de l'urine, pouls nul, cœur ne donnant que 34 pulsations à la minute. A son arrivée (deux heures après midi), on prescrit une potion avec le laudanum et l'acétate d'ammoniaque, des lavemens à l'amidon avec 15 gouttes de laudanum, et des synapismes aux pieds et aux mains. A sept heures et demie du soir (cinq heures et demie après la première visite), ces moyens n'ont produit aucune amélioration dans l'état de la malade, et l'altération des traits est encore plus grande: alors on fait respirer à la malade 4 litres de gaz protoxide d'azote, et environ une heure après, le pouls jusqu'alors nul se fait sentir, la chaleur reparaît peu-à-peu, la loquacité naturelle à cette femme se réveille

---

(1) Les quatre premières observations de M. Lhuillier ont été publiées dans la *Gazette médicale* du 22 mai 1832.

au point de fatiguer les personnes qui l'entourent ; une moiteur chaude se répand sur tout le corps, et à dix heures du soir, une amélioration sensible se remarque dans tous les symptômes. Le lendemain et les jours suivans, le mieux se continue, et la malade sort guérie le 10 mai. Cette observation nous semble prouver d'une manière assez évidente l'action directe du gaz protoxide d'azote sur la circulation, puisque nous retrouvons ici et les effets annoncés de ce gaz et l'instantanéité de ces effets.

OBSERVATION IIe

La fille Manièse, âgée de 22 ans, entre à l'hospice le 10 mai avec tous les symptômes d'un cholera intense, moins la cyanose. On lui prescrit une infusion de thé et une potion avec un demi-gros de laudanum. Le soir de son entrée, les symptômes s'aggravent ; le pouls se sent encore, mais le faciès cholérique est effrayant ; il y a de l'oppression, de l'anxiété dans la respiration. Alors, inspiration de 5 litres de protoxide, suivie d'une sensation de bien-être très-marquée. Au bout d'une demi-heure, le pouls se relève un peu, et les yeux acquièrent de la vivacité ; les vomissemens et les autres symptômes s'amendent. Le lendemain 11 mai, réaction plus développée, respiration libre. Nous passons sous silence le reste de l'observation, et le complément du traitement, qui a été suivi de la guérison. Il nous suffit d'indiquer ici, comme pour toutes les observations subséquentes, l'emploi du protoxide au commencement de la période d'asphyxie, et son effet plus ou moins marqué, plus ou moins prompt, sur l'économie. Il est à remarquer qu'à l'instant où le protoxide a été donné, la malade était fort mal , et que le pouls s'est relevé très-promptement après l'administration de ce gaz. N'est-il donc pas naturel de penser que le protoxide n'a pas été étranger à la réaction , ou tout au moins qu'il l'a favorisée indirectement, en prolongeant l'existence de la malade, et en donnant aux autres moyens le temps de produire leur effet ?

OBSERVATION IIIe.

Cette observation , peu susceptible d'analyse à cause de la manière succincte et précise dont elle est rédigée, est celle de la femme Joly , âgée de 56 ans, et entrée à l'hospice le 17 mai, après trois jours d'une diarrhée abondante. Elle présentait tous les symptômes du choléra , mais à un degré peu intense. Le pouls filiforme donnait 49 pulsations par minute ; il y avait de l'oppression. A onze heures du matin , inspiration de 5 litres de protoxide, après laquelle la malade dit éprouver dans la poitrine un sentiment de chaleur agréable. A trois heures, la peau est chaude et moite , et le pouls relevé à 70 pulsations ; la réaction a lieu , et les sangsues complètent la guérison. Cette observation nous paraît devoir contenter les esprits les plus difficiles, son auteur n'ayant associé au gaz protoxide d'azote aucune autre espèce de traitement.

OBSERVATION IVe.

La femme Tranchant , âgée de 33 ans, entre à l'hospice le 17 mai à onze heures du matin , avec tous les symptômes du choléra, à l'exception des crampes. La cyanose était bien prononcée à la face , et le pouls nul. On fait respirer 6 litres de protoxide, qui ne produisent aucun effet sensible pendant les quatre heures qui suivent leur administration ; à trois heures du soir, le pouls revient et donne 74 pulsa-

tioñs par minute ; la soif est vive, les vomissemens continuels. On applique 15 sangsues à l'épigastre, et en même
temps on fait faire une nouvelle inspiration de 5 litres de
gaz. Malgré cette double médication, la malade est encore
dans le même état à sept heures du soir, et ce n'est qu'à onze
heures que la réaction se fait sentir. Cette réaction est-elle
due à la nature, au gaz protoxide ou aux sangsues ?
j'avoue qu'il serait difficile de se prononcer à cet égard. Si
la nature se suffit quelquefois à elle-même, les sangsues
lui sont un puissant auxiliaire, et il est rationnel de penser que le gaz protoxide a pu agir aussi dans le même sens.
Mais son effet n'a pas été ici assez prompt, assez immé-
diat, pour que cette observation puisse être mise au nombre
de celles qui prouvent son action d'une manière évidente
et irrécusable. Du reste, la malade qui fait le sujet de cette
observation, après quelques alternatives de bien et de
mal, est entrée en convalescence et a fini par obtenir
la guérison.

OBSERVATIONS V^e ET VIe.

M. le docteur Lhuillier a encore expérimenté le gaz
protoxide d'azote chez deux autres malades qui avaient
été transportés à la Croix avec tous les symptômes du
choléra ; mais l'inspiration de cette substance gazeuse n'a
été suivie, dans ces deux cas, d'aucun phénomène sensible,
et les malades ont succombé l'un et l'autre à la violence
de leur mal.

SERVICE DE M. LE DOCTEUR JALLON.

OBSERVATION VIIe. — *Première de M. JALLON.*

Dans l'observation de la femme Denance, âgée de 43
ans, prise du choléra le 10 mai, et entrée à l'hospice de

la Croix le lendemain 11, on voit bien évidemment un cholera algide traité de prime-abord par le gaz protoxide d'azote, et dans lequel ce gaz a déterminé deux fois de suite et instantanément une activité plus grande dans la circulation, caractérisée par l'élévation et la fréquence du pouls qui était auparavant filiforme. Deux expérimen- tations sont faites à dix minutes d'intervalle, et pendant ce court espace de temps le pouls s'abaisse pour se re- lever bientôt sous l'influence d'une nouvelle dose de protoxide. Dans cette observation, les faits nous pa- raissent positifs et concluans, et ils ont d'autant plus. de valeur que la médication par le protoxide a été employée seule. Nous devons compter pour rien, en effet, quant au résultat dont il s'agit, et une sim- ple infusion de fleurs de tilleul édulcorée avec le si- rop de fleurs d'oranger, qui fut administrée à la ma- lade, et des synapismes qui ont bien pu avoir de l'influence sur la réaction générale et ultérieure, mais qu'on ne peut pas raisonnablement soupçonner d'avoir produit soudainement et plusieurs fois de suite le dé- veloppement et la fréquence plus grande du pouls.

Nous n'en dirons pas de même de la réaction générale qui a eu lieu le lendemain 12 mai, à laquelle les synapismes et les sangsues ont sans doute, puissamment contribué, et pour laquelle il n'est pas possible de faire la part de la coopération qu'a pu y avoir aussi le gaz protoxide d'azote. Le reste de l'observation a trait à quelques complications qui ont été combattues d'une manière convenable, et la ma- lade a guéri.

Il reste donc démontré, d'après cette observation, que deux fois l'ingestion du gaz protoxide d'azote

a déterminé l'augmentation et l'accélération des mouvemens du cœur, et par suite le développement et
l'élévation du pouls. Il est à regretter seulement
que l'auteur de l'observation ne nous ait pas fait
connaître la quantité de gaz qu'il a fait inspirer à
sa malade.

OBSERVATION VIIIe. — *Deuxième de M. JALLON.*

La seconde observation de M. Jallon est celle de
la femme Hélouis, âgée de 23 ans, prise de la
diarrhée le 11 mai, et entrée à l'hospice le 12
avec un choléra peu intense, mais bien caractérisé.
Le traitement de cette malade ne s'est composé que
d'une infusion de fleurs de tilleul édulcorée avec
le sirop de fleurs d'oranger, et de l'inspiration du gaz
protoxide d'azote, dont les effets ont dû par conséquent être appréciés d'une manière positive, et sous
l'influence duquel le pouls, filiforme avant l'opération,
s'est presque instantanément relevé d'une manière
sensible. Après plusieurs inspirations faites à diverses reprises dans l'espace de vingt-quatre heures,
la malade se trouvait beaucoup mieux, et la chaleur
s'était développée à la peau. Alors on appliqua des
sangsues, et la malade marcha rapidement vers la
guérison.

Cette malade aurait-elle guéri sans l'administration
du gaz protoxide d'azote? Pour rester dans le vrai,
nous le pensons ; mais nous ne recherchons ici
que l'action du gaz protoxide d'azote sur la circulation, et cette observation, quelle qu'en dût être
l'issue, n'en démontre pas moins la réalité de cette
action. D'ailleurs, ne peut-on pas supposer avec

quelque apparence de raison que les sangsues ont agi d'une manière plus favorable après l'ingestion du gaz protoxide d'azote qu'elles ne l'auraient fait avant, et que ce gaz a influé par cela même sur la terminaison heureuse de la maladie !

OBSERVATION IXe. — *Troisième de M. JALLON.*

La troisième observation de M. Jallon, relative à la veuve Dupont, âgée de 40 ans, et entrée à l'hospice le 12 mai au matin, sans prouver l'action du gaz protoxide d'azote dans le choléra, puisque cette femme n'a offert aucun des principaux symptômes de cette maladie, nous paraît démontrer néanmoins d'une manière péremptoire l'action spéciale de ce gaz sur la circulation. La veuve Dupont, entrée à l'hospice sans coliques ni crampes, avec chaleur générale à la peau, vomissemens entraînant des vers lombrics, et déjections de matières jaunâtres et non caractéristiques, a paru probablement à l'auteur de l'observation lui-même être sous l'influence d'une irritation gastro-intestinale vermineuse, puisque c'est la médication de ce genre d'affection qu'il a mise en usage (l'huile de ricin et les autres anthelmintiques), et que cette médication, qu'on n'oserait pas tenter dans le choléra, lui a réussi. Quoi qu'il en soit, à trois heures et demie de l'après-midi, la malade étant très-faible, le pouls très-petit, on fit faire une inspiration de gaz protoxide d'azote dont la quantité n'a pas été déterminée; et aussitôt après cette inspiration, sentiment de bien-être, pouls beaucoup plus élevé, grande satisfaction de la malade qui dit qu'elle se sent la tête plus libre et qu'elle est

sauvée. Nous rangerons donc cette observation au
nombre de celles qui prouvent en faveur du protoxide d'azote.

OBSERVATION X^e. — *Quatrième de M. JALLON.*

L'observation de la fille Langlois, recueillie par
MM. les docteurs Ménissier et Pétel, de Châteauroux, dans le service de M. Jallon, est encore une
de celles qui sont le plus favorables au protoxide
d'azote. Cette fille, âgée de 17 ans, fut prise du dévoie-
ment le 16 mai, et transportée le soir même à
l'hospice de la Croix, où l'on se contenta, à son arrivée,
de la réchauffer et de lui donner pour boisson une
infusion de fleurs de tilleul convenablement édulcorée.

Le lendemain 17, à midi, elle présentait tous les
symptômes d'un cholera intense, avec commencement de cyanose au visage et aux avant-
bras. Les mains étaient froides, et le pouls radial nul, entièrement nul, disent les observateurs,
qui paraissent avoir décrit cette maladie avec l'exac-
titude la plus scrupuleuse. Dans cet état de choses,
inspiration d'une vessie de trois litres de gaz
protoxide d'azote, et aussitôt pouls sensible au bras
droit, respiration moins difficile. On attend une
autre vessie pendant dix minutes, et durant cet espace de temps le pouls faiblit et disparaît de nouveau. A la troisième inspiration de la seconde vessie,
le pouls se fait encore sentir au même bras, les
lèvres et le visage sont moins livides. Huit litres
sont inspirés successivement, et l'on s'arrête là. Alors,
15 sangsues à l'épigastre, et 6 à chaque poignet;

continuation de la même infusion de fleurs de tilleul ; édulcorée avec le sirop de fleurs d'oranger.

A deux heures après midi, commencement de la réaction ; aphonie moins grande, respiration plus libre. A trois heures et demie, la chaleur revient à la peau, la cyanose est sensiblement diminuée. On prescrit une saignée, et le sang coule en nappe avec difficulté, puis goutte à goutte. On fait inspirer du gaz pendant que le sang coule ; la circulation devient plus active, et le sang coule plus vîte, quoique toujours goutte à goutte. Peu après, la figure est moins injectée, la respiration assez libre, la voix plus forte.

Le 18, lendemain de l'administration du gaz, la réaction est complète, la cyanose a disparu, et, après quelques jours de convalescence, la malade est sortie guérie le 24.

Cette observation porte son commentaire avec elle, et en confirmant la propriété du gaz protoxide d'azote, de ranimer l'action du cœur et de relever le pouls, elle permet d'en inférer que ce gaz n'a pas été étranger à la réaction, et peut être considéré, sinon comme un spécifique, du moins comme un puissant auxiliaire dans le traitement du cholera.

SERVICE DE M. LE DOCTEUR LANOIX PÈRE.

OBSERVATION XIe. — *Unique de M. LANOIX père.*

L'observation donnée par M. le docteur Lanoix père est relative au nommé Landry, porte-faix, âgé de 26 ans, et nous paraît être encore assez favorable au gaz protoxide d'azote.

2

Le malade, entré à l'hospice de la Croix le 15 mai au matin, présentait tous les symptômes du choléra, et on le soumit de suite à l'action du protoxide avant d'essayer aucune autre espèce de médication, à l'exception pourtant des synapismes qui furent appliqués aux pieds et aux mains. Le résultat de cette expérimentation, faite pour ainsi dire isolément, conserve donc toute sa force. Or, voici ce qui s'est passé, le pouls radial étant nul :

1re Inspiration (par la bouche, les narines étant fermées) : le malade éprouve un goût acidulé ; effet nul sur la circulation.

2e Inspiration, après quelques minutes d'intervalle : la respiration devient un peu plus accélérée ; le pouls reste le même, c'est-à-dire nul.

3e Inspiration : le malade éprouve un sentiment de chaleur dans la poitrine et dans la paume des mains ; pouls encore nul.

4e Inspiration : chaleur sentie plus vivement dans la poitrine, respiration plus active, pouls sensible.

5e Inspiration : vomissement spontané d'un liquide semblable à la décoction de riz, sueur visqueuse générale ; pouls plus sensible et un peu plus fréquent.

Ici se termine tout ce qui a rapport à l'expérimentation isolée du gaz protoxide d'azote : on prescrit un traitement, et l'on continue simultanément l'emploi de ce gaz, dont le malade a pris en tout 14 ou 15 litres. Les symptômes du choléra paraissent s'amender sous cette double influence ; mais comment faire la part, dans ce mieux, de ce qui appartient au protoxide et de ce qui appartient au traitement ordinaire ? nous convenons que cela est tout-à-fait impossible. Mais pourrait-on nier raisonnablement, pourtant, toute espèce de coopération de la part du gaz protoxide d'azote, puisqu'on vient de voir, au commencement de cette observation même, quels sont ses effets sur le système de la circulation ? Quoi qu'il en soit, l'amélioration en question n'a été que passagère, et le malade a succombé le 20 mai à une congestion cérébrale, inutilement combattue par tous les moyens les plus rationnels.

SERVICE DE M. LE DOCTEUR LANOIX FILS.

OBSERVATION XIIe. — *Première de M. LANOIX fils.*

Le sujet de cette observation est la femme Duvivier, âgée de 74 ans, et entrée à l'hospice le 12 mai avec tous les symptômes d'un choléra intense : crampes, vomissemens et déjections de matières caractéristiques, faciès cholérique, lividité des extrémités, langue froide, pouls filiforme. A sept heures trois-quarts du matin, on commence l'administration du protoxide à la dose de 4 litres, et immédiatement après le pouls devient plus sensible. A midi, inspiration de trois vessies de protoxide de 4 litres chacune, et bientôt après, faciès moins altéré, pouls plus sensible, disparition de la lividité des ongles, retour de la chaleur à la langue et aux extrémités, en un mot, réaction forte et complète.

Le lendemain 13, la force de la réaction nécessite une application de sangsues à l'épigastre, qui est suivie d'un mieux sensible, et bientôt la malade entre en convalescence.

Cette observation, dans laquelle la réaction a eu lieu sous la seule influence du protoxide d'azote, nous paraît fort intéressante, et vient augmenter le nombre de celles qui plaident en faveur des propriétés de ce gaz.

OBSERVATION XIIIe. — *Deuxième de M. LANOIX fils.*

Tavernier, potier de terre, âgé de 33 ans, homme adonné aux liqueurs spiritueuses, est pris brusquement du cholera dans la nuit du 24 au 25 mai. On le transporte à l'hospice de la Croix, et à sept heures du matin il présente les symptômes suivans :

Extrémités froides et cyanosées.

Face cholérique au dernier degré.

Artère radiale peu sensible.

Crampes très-douloureuses dans les extrémités inférieures.

Selles cholériques peu fréquentes.

Ventre retraité.

Epigastre douloureux.

Point de vomissemens.

Point d'urines.

Soif très-vive.

Prostration extrême.

Facultés intellectuelles dans leur état normal.

On fait respirer au malade 10 litres de protoxide d'azote en deux vessies, et, dans l'intervalle de l'inspiration de ces deux vessies, on pratique une large saignée. Le sang noir foncé coule en nappe malgré les frictions sur le bras, et l'on ne peut en avoir qu'une palette.

Alors, application de 15 sangsues à l'épigastre.

Pendant l'inspiration, on ne remarqua aucun effet sensible, et le pouls, une heure après, ne présentait encore aucun changement ; les pulsations du cœur paraissaient cependant un peu plus sensibles. On se décide alors à mettre en usage le traitement par les narcotiques et les révulsifs, et la maladie n'en marche pas moins vers une terminaison funeste.

A midi, heure de la seconde visite, le malade était plus mal : on fait inspirer une vessie de 5 litres de protoxide d'azote ; immédiatement après, le pouls se relève, un peu de chaleur se développe dans la poitrine, et les mouvemens respiratoires sont plus fréquens. Continuation des narcotiques à l'intérieur et en frictions, et des révulsifs les plus actifs.

A la troisième visite, à deux heures, le pouls ne s'est point abaissé, la chaleur est un peu plus grande aux extrémités, la cyanose est moins prononcée ; il paraît y avoir un commencement de réaction. On cherche à favoriser cette réaction par des bains chauds fortement synapisés, et par tous les autres moyens rationnels ; mais tous les soins sont inutiles, la réaction ne peut se faire, et le malade meurt à onze heures du soir, jouissant de toutes ses facultés intellectuelles.

Cette observation n'est certainement pas une de celles qui prouvent le plus en faveur du protoxide d'azote ; mais elle vient confirmer, quoique faiblement pourtant, la propriété déjà reconnue à ce gaz, de ranimer la circulation et de prolonger l'existence des malades.

OBSERVATION XIVe. — *Troisième de M. LANOIX fils.*

Cette observation est une des plus intéressantes

par le soin qu'on a eu de noter, lors de chaque
inspiration de protoxide, le nombre des pulsations
du pouls par minute, le nombre des mouvemens
respiratoires, et la température du corps prise à l'aide
d'un thermomètre appliqué sur la région du cœur.
Le sujet de cette observation est la femme Proust,
âgée de 64 ans, jardinière, et entrée à l'hospice le
29 mai, après avoir reçu quelques soins de M. le
docteur Poupard, qui combattit les selles cholériques
et les vomissemens par des lavemens laudanisés, la
glace, et les sangsues à l'épigastre.

A la première visite, neuf heures du matin, la malade présentait les symptômes suivans :

Faciès cholérique.

Aphonie.

Lèvres violettes, langue saburrale, chaude ainsi
que l'haleine.

Peau des mains ridée et sans réaction.

Extrémités froides et violacées.

Crampes aux extrémités inférieures.

Chaleur du corps, 20° de Réaumur.

Pouls filiforme, insensible du côté gauche, 55
pulsations à la minute.

Battemens du cœur peu sensibles à la main.

Mouvemens respiratoires, 30 à la minute.

Abattement extrême de toutes les forces musculaires.

A neuf heures trois-quarts, 1re inspiration par la
bouche d'une vessie de 4 litres de protoxide d'azote.
La malade éprouve une sensation de chaleur immédiatement après cette inspiration.

Le thermomètre, laissé sur la région du cœur,
s'élève à 25°.

Le pouls, devenu plus sensible, donne 65 pulsations.

Les mouvemens respiratoires s'élèvent à 32.

2ᵉ Inspiration d'une vessie de 4 litres, trois-quarts d'heure après la première (dix heures et demie).

Pouls plus développé, pulsations *idem*.

Mouvemens respiratoires, 36.

On ordonne en même temps la glace, les synapismes aux quatre extrémités, et la limonade nitrée, édulcorée avec le sirop de gomme.

A midi, malgré l'action des synapismes que la malade a vivement ressentie,

Le pouls est redevenu presque insensible.

L'artère brachiale explorée donne 64 pulsations.

Mouvemens respiratoires, 32.

Extrémités froides et cyanosées.

Voix plus altérée.

Persistance des crampes.

Deux selles cholériques.

Soif vive.

A midi trois-quarts, inspiration d'une vessie de 4 litres.

Le pouls se relève immédiatement.

Les pulsations de l'artère brachiale sont plus marquées.

Chaleur sensible aux pieds et aux mains.

Sueur visqueuse, surtout au visage.

Température du corps sur la région du cœur, 26°.

Urines nulles.

Point de douleurs dans l'abdomen.

A quatre heures du soir, 4ᵉ inspiration d'une vessie de 4 litres de protoxide, pour soutenir la réaction. Les effets n'en ont point été notés.

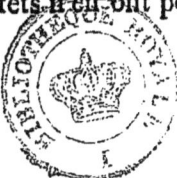

BIBLIOTHÈQUE ROYALE

A huit heures, deux selles rougeâtres.

Insensibilité du ventre.

Un peu de météorisme.

Quinze sangsues à l'anus, puis application de cataplasmes de farine de graine de lin pour les faire saigner.

A neuf heures,

Le pouls donne 72 pulsations par minute.

Mouvemens respiratoires, 32.

Température du corps, 23°.

Chaleur plus prononcée des extrémités inférieures.

Crampes moins fortes.

Langue froide.

Lèvres moins violacées.

Quatre selles sanguinolentes.

A dix heures, prostration plus grande; 5e inspiration d'une vessie de 4 litres de protoxide, et immédiatement après, application d'un synapisme sur la région du cœur. Bientôt après, une sueur abondante se développe, et force la malade à changer de linge deux fois dans la nuit.

Le 30 mai, à sept heures du matin,

Les carotides donnent 76 pulsations à la minute.

Mouvemens respiratoires, 28.

Température du corps, 26°.

Cyanose disparue.

Lèvres revenues à leur état naturel.

Langue encore un peu froide.

Dix selles sanguinolentes.

Urines nulles.

Un quart de lavement avec la décoction de têtes de pavots, extrait de ratanhia un gros, et une cuillerée d'amidon; même tisane.

30 *mai, sept heures et demie du soir.*

Battemens du cœur réguliers.

Pouls, 80 pulsations.

Mouvemens respiratoires, 28.

Température du corps, 27°.

Rougeur de la face.

Sueur générale.

Réaction sensible.

31 *mai au matin.*

Pouls fréquent, donnant 76 pulsations.

Respiration grande.

Chaleur naturelle des extrémités.

Prostration des forces.

Assoupissement.

On combat les symptômes de congestion cérébrale par les sangsues et les applications de glace sur le front, et l'on donne pour boisson une infusion d'arnica édulcorée avec le sirop de fleurs d'oranger.

31 *mai au soir,* le malade est plus mal.

Pouls filiforme.

Chaleur des extrémités diminuée.

Deux vomissemens.

Selles plus abondantes et involontaires.

Alors on fait respirer pour la sixième fois une vessie de 4 litres de gaz protoxide d'azote, et immédiatement après le pouls se relève.

Le lendemain 1er *juin, à huit heures du matin,* le pouls était redevenu filiforme, et donnait 80 pulsations faibles, mais régulières.

La chaleur du corps était de 25°.

Les mouvemens respiratoires étaient au nombre de 24.

La malade reste sous l'influence d'une congestion

cérébrale qui ne cède point aux moyens mis en usage, et, après plusieurs alternatives de mieux et de pire, elle finit par succomber.

L'histoire de cette maladie, dans le traitement de laquelle on a employé en tout 24 litres de gaz protoxide d'azote, prouve d'une manière péremptoire l'action de ce gaz sur les organes de la respiration et de la circulation. Quelle que soit, en effet, la part qu'on veuille bien accorder au traitement simultanément employé avec le gaz dans le développement des phénomènes de la réaction, toujours reste-t-il vrai de dire que chaque inspiration de ce gaz a toujours été suivie immédiatement, ou presque immédiatement, d'une augmentation d'action bien manifeste dans les fonctions des poumons et du cœur. On peut se rappeler, en effet, que dès la première inspiration le pouls a monté de 55 pulsations à 65, la chaleur du corps de 20° à 25, et les mouvemens respiratoires de 30 à 32. Il est donc parfaitement rationnel de croire que, dans cette observation encore, le gaz protoxide d'azote a été un puissant auxiliaire des autres moyens employés pour obtenir le développement de la réaction.

SERVICE DE M. LE DOCTEUR LATOUR AINÉ.

OBSERVATION XVe. — *Première de M. LATOUR.*

La première observation de M. Latour est celle de la femme Bertrand, âgée de 66 ans, entrée à l'hospice de la Croix le 5 mai avec tous les symptômes du choléra à un degré très-avancé. A neuf heures du matin, on ordonne 15 grains d'ipécacuanha, puis, une heure après, de la glace, une potion stimulante, quatre synapismes, et une solution de gaz protoxide d'azote, édulcorée avec le sirop de gomme. A deux heures et demie, inspiration de plusieurs litres de protoxide sans aucune espèce de résultat. La malade est morte à sept heures du soir.

Cette observation, dans laquelle l'expérimentation du protoxide n'a été faite, de l'aveu même de l'auteur, qu'à une époque très-avancée de la maladie, ne sera pas d'un aussi grand poids qu'on pourrait le désirer dans le jugement à porter sur ce gaz ; mais notre impartialité nous fait un devoir de la ranger au nombre de celles qui ne prouvent rien en faveur des propriétés du protoxide.

OBSERVATION XVIe. — *Deuxième de M. LATOUR.*

Marie Thériat, âgée de 14 ans, fut prise du choléra le 12 mai, et entra à la Croix le même jour à dix heures du matin, présentant tous les symptômes suivans :

Extrémités froides.

Langue au-dessous de la température normale.

Cyanose des lèvres, des mains, et un peu des pieds.

Crampes violentes.

Pouls imperceptible.

Vomissemens.

Diarrhée.

On prescrit quatre synapismes, une limonade froide, de la glace, des frictions sur les membres avec un liniment volatil camphré et laudanisé, une potion avec les eaux distillées de tilleul et de menthe, et les sirops diacode, de fleurs d'oranger et d'éther. En même temps, inspiration d'une vessie de 4 à 5 litres de protoxide d'azote. La malade se prête à l'expérience avec la plus grande docilité, et aspire très-bien le gaz. Cependant l'introduction de ce gaz dans la poitrine n'est suivie d'aucun phénomène sensible, et le pouls reste aussi nul après l'opération qu'il l'était avant. Les élèves renouvellent l'administration du gaz un peu plus tard; même résultat nul. Le soir, il n'y avait point de réaction; tous les symptômes s'aggravent, et la malade meurt dans la nuit.

Cette observation n'a pas besoin de commentaire, et doit être mise au nombre de celles qui donnent pour les propriétés du protoxide un résultat négatif.

OBSERVATION XVIIe. — *Troisième de M. LATOUR.*

La femme Verdeau, âgée de 43 ans, après avoir donné des soins à son mari atteint du cholera, entre à la Croix le 14 mai, prise elle-même de tous les symptômes, sans aucune exception, d'un cholera très-intense. A la première visite, on prescrit le traitement indiqué dans l'observation précédente, et l'on fait respirer une vessie de 4 litres de protoxide d'azote, en présence de M. le docteur Lanoix père. L'action du gaz provoque le vomissement; au bout d'un quart-d'heure, nul changement dans l'état du pouls. A trois heures après midi, 2e inspiration dirigée par les élèves, sans plus de succès. Le soir, 3e inspiration, après laquelle le pouls, de filiforme qu'il était à l'instant de l'opération, paraît à quelques-uns des assistans avoir acquis un peu plus de développement; du reste, même état de la malade.

Le 15 au matin, le pouls est retombé; 4e inspiration de gaz, après laquelle il semble encore que le pouls devient un peu plus sensible; mais cet effet est si peu marqué, si peu durable, qu'il est presque incertain, et mérite à peine d'être noté. Quoi qu'il en soit, la malade se plaint de céphalalgie ; il y a un commencement de réaction : on ordonne 6 sangsues derrière chaque oreille, et l'on suit le traitement indiqué plus haut. La réaction s'opère ; l'état de la malade s'améliore ; elle entre en convalescence le 18, et sort de l'hospice le 22.

Cette observation, dans laquelle on a employé 16 litres de protoxide d'azote, n'offre pas des résultats bien saillans, et les propriétés de ce gaz ne s'y sont pas montrées d'une manière assez évidente pour qu'on puisse la ranger au nombre de celles qui lui sont favorables.

OBSERVATION XVIIIe. — *Quatrième de M. LATOUR.*

La femme Leclerc entre à la Croix le 15 mai au soir, avec tous les symptômes d'un choléra intense ; on lui prescrit le traitement indiqué dans les observations précédentes. Le 16 au matin, point de réaction ; inspiration de plusieurs litres de protoxide d'azote, sans aucun résultat ; continuation du même traitement ; large synapisme sur la poitrine ; la malade meurt le soir.

OBSERVATION XIXe. — *Cinquième de M. LATOUR.*

La femme Levacher, entrée à l'hospice de la Croix le 18 mai avec tous les symptômes du choléra, fut traitée d'abord, comme les malades précédens, par les moyens ordinaires, la glace, les narcotiques, les stimulans et les révulsifs ; puis fut soumise à l'influence du gaz protoxide d'azote, mais sans aucune espèce de succès.

Cette observation ainsi que la précédente doivent être mises au rang de celles qui ont donné pour l'expérimentation du protoxide un résultat négatif.

OBSERVATIONS FAITES A DOMICILE.

OBSERVATION XXᵉ. — *Sixième de M. LATOUR.*

Le sieur Mauprez (Pierre), maçon, âgé de 58 ans, demeurant rue de la Hallebarde, n° 8, fut pris, le 3o mai, des symptômes d'un choléra très-intense. Soumis simultanément au traitement ordinaire et à l'influence du gaz protoxide d'azote, son état ne s'améliora point; le gaz ne produisit aucun effet sensible, et le malade succomba le 2 juin.

C'est un cas de plus à ajouter à ceux qui ne prouvent rien en faveur des propriétés du gaz protoxide d'azote.

OBSERVATION XXIᵉ.
Unique de M. le docteur DE MÉRICOURT.

L'observation appartenant à M. de Méricourt est celle de la femme Odry, âgée de 5o ans, et demeurant rue Machecloux, n° 9.

Cette observation est une des plus intéressantes, en ce qu'elle prouve d'une manière péremptoire l'action du gaz protoxide d'azote sur la circulation, même dans un degré très-avancé de la maladie. En effet, la femme Odry offrait tous les symptômes du choléra algide, lorsqu'on lui administra le protoxide d'azote; le pouls était presque nul, et seulement avec beaucoup d'attention, dit M. de Méricourt, on sentait encore quelques pulsations à l'artère radiale. Cependant, dans cet état de choses, l'effet du gaz protoxide fut instantané, et c'est précisément cette instantanéité qui répond complètement, selon nous, à l'objection qu'on ne manquera pas de faire de l'effet possible du traitement simultané-

ment employé. Voici comment s'exprime à ce sujet
l'auteur de l'observation : « Je fis respirer par la
» bouche, à différentes reprises, 4 à 5 litres de gaz
» protoxide; pendant son administration, les battemens
» de l'artère devinrent plus sensibles, et la malade
» accusa un sentiment de bien-être dans la poitrine.
» Deux heures plus tard, la couleur bleuâtre commen-
» çait à disparaître, et la chaleur se développait aux
» extrémités. Malheureusement une congestion cérébrale
» se développa, et malgré le traitement le plus rationnel
» la malade périt d'une affection typhoïde. »

Cette observation doit trouver sa place parmi celles
qui confirment les propriétés du gaz protoxide d'azote.

OBSERVATION XXIIIe. — *Unique de M. le docteur PEYROT.*

M. le docteur Peyrot nous a communiqué une observation unique, celle de la femme Chandessais, âgée de
55 ans, épouse d'un sabotier, demeurant rue de l'Ange,
n° 22, qui fut prise, le 3 mai, d'un choléra très-intense,
avec cyanose.

Cette observation sera rangée au nombre de celles
qui plaident en faveur du gaz protoxide d'azote, dont les
effets sur la circulation se sont fait sentir chez la femme
Chandessais de la manière la moins équivoque. Ecou-
tons parler à cet égard l'auteur de l'observation lui-
même : « Deux inspirations par la bouche sont faites à
» une minute d'intervalle ; aussitôt, élévation du pouls,
» battemens de l'artère plus prononcés, sentiment de
» bien-être; la malade croit avoir pris du vin de
» Champagne ; sa voix est moins éteinte. Dix minutes
» après, deux autres inspirations ; le son de voix devient
» encore plus sensible et le pouls plus développé. Les

» inspirations sont continuées d'heure en heure toute
» la journée, jusqu'à la consommation d'environ 6 litres
» de protoxide ; et sous l'influence combinée de ce
» moyen et du traitement ordinaire par les narcotiques
» et les révulsifs, la malade, dès le lendemain, paraît
» tout-à-fait hors de danger. »

Nous noterons, en passant, une particularité bien
remarquable, mais étrangère à notre objet, qu'a pré-
sentée cette malade: c'est une intermittence franche et
complète, avec absence de tous les symptômes du cholera pendant vingt-quatre heures, au bout desquelles
la malade éprouva une seconde attaque de cholera
en tout semblable à la première, et à laquelle elle
succomba promptement malgré tous les secours, et surtout malgré l'emploi des mêmes moyens qui avaient
triomphé de la première. Le quinquina en substance et
à forte dose eût peut-être empêché ce second accès,
s'il eût été possible de le prévoir ; et ce fait viendrait à
l'appui de l'opinion émise sur l'analogie du cholera avec
la fièvre pernicieuse algide.

OBSERVATION XXIIIe.

Première de M. PELLETIER, chirurgien.

La fille Catherine Blot, journalière, âgée de 51 ans,
demeurant rue du Hurepoix, n° 26, fut prise, le 12 mai,
d'un cholera algide très-intense. En outre de tous les
moyens ordinaires, elle fut soumise à l'action du gaz
protoxide d'azote, dont M. Pelletier lui fit respirer, en
ma présence, 6 à 8 litres en deux vessies ; mais l'administration de ce gaz ne fut suivie d'aucune espèce de
résultat ; il n'y eut point de réaction, et la malade succomba le 13.

OBSERVATION XXIVᵉ.

Deuxième de M. PELLETIER, chirurgien.

Madame Tortat, âgée de 52 ans, ancienne religieuse, rue du Gros-Anneau, n° 7, fut prise du choléra algide le 8 juin, et soumise dès le même jour, à neuf heures du matin, à l'influence du protoxide, en présence de MM. les docteurs Jallon et Duvernay; elle en respira une vessie d'heure en heure jusqu'à la concurrence de 40 litres, qui ne produisirent aucun effet. La réaction n'eut pas lieu, et la malade succomba le 10 juin.

OBSERVATION XXV.ᵉ. — *Première de M. LEPAGE.*

Le sujet de cette observation est la femme Marie Berthier, âgée de 70 ans, marchande de légumes, demeurant rue des Charretiers, n° 45, et convalescente d'une pneumonie très-grave à laquelle elle avait failli succomber quelques semaines auparavant. Prise de la diarrhée le 5 mai, elle ne réclama les secours que le 7; vue pour la première fois à onze heures du matin, elle offrait tous les symptômes du choléra algide, moins la cyanose. Le pouls était filiforme et à peine sensible. L'inspiration d'une vessie de 3 litres de protoxide d'azote ne fait éprouver à la malade aucune sensation agréable ni désagréable; effet nul sur la circulation.

A midi, 2ᵉ inspiration de 3 litres du même gaz; même résultat nul.

A deux heures après midi, nouvelle et 3ᵉ inspiration de 3 litres de gaz protoxide; même indifférence de la malade pour cette opération; même résultat nul.

Cette malade a donc respiré en tout 9 litres de gaz, qui ont été absolument sans effet. L'inspiration a été faite à l'aide d'une sonde de gomme élastique introduite

3

dans la bouche, et en fermant exactement les narines. Le soir, l'état de la malade s'est aggravé, et elle a succombé dans la nuit du 7 au 8.

Je dois faire observer que dans cette première expérimentation comme dans celles qui suivent, la médication par le gaz protoxide d'azote n'a pas été employée seule.

Cette observation est du nombre de celles qui ne prouvent rien en faveur des propriétés du protoxide.

OBSERVATION XXVIᵉ. — *Deuxième de M. LEPAGE.*

La femme Lacroix, âgée de 71 ans, journalière, demeurant rue de la Pointe-d'Illiers, n° 128, fut prise, le 8 mai à onze heures du soir, de tous les symptômes du cholera le plus intense. Elle fut visitée par mon confrère, M. le docteur Vallet, le 9 au matin, puis par moi à midi. La cyanose était déjà avancée; je fis respirer de suite à la malade 3 litres de protoxide d'azote, qui ne firent point reparaître le pouls qui était nul. Cette femme ayant été transportée à l'hospice de la Croix, je ne pus suivre sur elle mes expériences. J'ai appris depuis qu'elle avait succombé.

Cette observation, quoique peu concluante à cause de la période avancée de la maladie, est encore une de celles qui ont donné un résultat négatif.

OBSERVATION XXVIIᵉ. — *Troisième de M. LEPAGE.*

Le jeune Sabre, âgé de 17 ans, ouvrier-plâtrier, demeurant rue de la Lionne, n° 56, est pris, le 10 mai au soir, après quelques jours de diarrhée, de tous les symptômes du cholera algide le plus intense. Appelé le 11 au matin, je prescris le traitement ordinaire, la glace , les narcotiques et les révulsifs, èt je fais respirer au malade une vessie de 3 litres de protoxide , qui ne produit aucun effet sensible. Le pouls reste filiforme comme il était d'abord, et la cyanose qui commençait déjà, fait des progrès ultérieurs.

A ma seconde visite (trois heures après midi), 2e inspiration de 3 litres de gaz, qui ne produit qu'un effet défavorable. L'anxiété de la respiration est extrême, malgré le dégorgement du système veineux par les sangsues ; et après l'opération, le malade nous dit que cela le fatigue , et qu'il est encore plus oppressé qu'auparavant. Je remarque néanmoins d'une manière non équivoque que le pouls s'est un peu relevé après cette inspiration de gaz ; la peau me semble un peu moins froide , et je crois un instant que la réaction va s'établir ; mais cette amélioration bien légère ne dure pas long-temps.

A ma troisième visite, (cinq heures du soir), nouvelle et 3e inspiration de 3 litres de gaz (en tout 9 litres) , sans effet bien sensible.

Lors de ma quatrième visite (dix heures du soir), tous les symptômes ont augmenté d'intensité , et le malade succombe dans la nuit du 11 au 12 , après vingt-quatre heures de maladie.

Cette observation qui est loin d'être favorable au protoxide d'azote, est du moins la seule qui puisse le faire regarder comme nuisible et capable d'augmenter plutôt que de diminuer l'anxiété de la respiration.

OBSERVATION XXVIIIe. — *Quatrième de M. LEPAGE.*

La nommée Touratier , âgée de 38 ans, femme d'un voiturier, demeurant faubourg Bannier , n° 113 , dans une maison où neuf personnes ont été atteintes et où huit ont succombé, fut prise de la diarrhée le 13 mai au matin. Elle eut environ trente selles dans la journée du 13, autant dans celle du 14, et ne réclama des soins que le mardi 15.

A ma première visite (vers sept heures du matin), je la trouvai dans l'état suivant:

Déjections fréquentes et abondantes de matières blanches caractéristiques.

Vomissement presque continuel de matières analogues.

Crampes.

Rétraction des yeux.

Faciès très-altéré.

Refroidissement des mains et du nez.

Pieds encore assez chauds.

Langue chaude.

Oppression.

Sensibilité à l'épigastre.

Abattement moral porté à l'extrême.

Pouls à peine sensible.

Prescription : Application de 12 sangsues à l'épigastre, et de synapismes alliacés aux pieds, eau de riz et de gomme en boisson, potion narcotique, lavemens laudanisés, glace, acide citrique cristallisé, cataplasmes laudanisés sur l'épigastre, frictions avec un liniment volatil térébenthiné et camphré.

A ma seconde visite (deux heures après midi) :

Diarrhée et vomissemens diminués.

Oppression et anxiété toujours très-grandes, malgré les sangsues.

Même froid du nez et des narines.

Pouls presque nul.

Inspiration d'une vessie de 3 litres de gaz protoxide

d'azote, que la malade reçoit avec plaisir, et immédiatement après l'opération , élévation sensible du pouls.

A ma troisième visite (vers huit heures du soir) :

Même état de la malade.

Le pouls est redevenu presque nul.

Nouvelle inspiration de 3 litres de protoxide, suivie du même phénomène.

Solution de protoxide d'azote en boisson (une petite tasse à café toutes les heures).

Le lendemain mercredi 16 mai , au matin :

Diarrhée presque totalement arrêtée.

Vomissemens opiniâtres.

Même froid du nez et des narines.

Oppression.

Abattement moral très-grand.

Pouls toujours très-petit et filiforme.

Nouvelle application de sangsues à l'épigastre, mêmes cataplasmes laudanisés ; inspiration d'une 3e vessie de gaz protoxide d'azote , suivie, comme les autres, d'une élévation sensible dans le pouls, mais qui n'a pas de durée. Continuation de la solution de protoxide en boisson, synapismes alliacés aux pieds , vésicatoires aux cuisses.

Mercredi 16 , au soir :

Même état.

Continuation des mêmes moyens. Cette malade a pris en tout 9 litres de protoxide à l'état gazeux , et 2 à 3 litres de la même substance à l'état liquide.

Jeudi 17 mai :

Commencement de réaction.

Pouls un peu moins faible.

Chaleur aux mains et au nez.

Cessation de la diarrhée.

Vomissemens continuels et très-douloureux de matières blanches.

Respiration toujours gênée.

Découragement.

Agitation continuelle; la malade se jette sans cesse à droite et à gauche hors de son lit.

Troisième application de sangsues à l'épigastre, au nombre de huit seulement; mêmes cataplasmes; magnésie pure, prise par cuillerée à café de quart-d'heure en quart-d'heure dans un peu d'eau sucrée; continuation des boissons gommeuses et du protoxide liquide.

Vendredi 18 mai :

Continuation de la réaction.

Les vomissemens ont presque entièrement cessé.

La malade est plus calme.

Le pouls un peu plus relevé.

La respiration moins laborieuse.

Même tristesse.

Même abattement moral.

La malade ne paraît pas se réjouir d'avoir échappé au danger d'une maladie grave ; elle offre, en un mot, tous les symptômes d'une affection muqueuse qui suit sa marche ordinaire, et s'accompagne bientôt d'aphtes et d'un hoquet continuel et très-fatigant.

Boissons mucilagineuses, gommeuses, acide borique en gargarisme et à l'intérieur; le hoquet n'a cédé, au bout de quelques jours, qu'à des frictions sur l'épigastre avec une pommade composée d'une once d'axonge et d'un gros de tartre stibié. Quelques boissons aromatiques, quelques toniques; quelques doses de vin de

Bordeaux, ont été administrés dans la dernière période de la maladie, et la femme Touratier est bientôt entrée en convalescence.

Cette observation me semble être une de celles où le gaz protoxide d'azote a le plus évidemment contribué comme auxiliaire au développement de la réaction. Si l'on réfléchit, en effet, à l'extrême prostration de cette malade, qui pendant quatre à cinq jours a été presque sans pouls, et si l'on considère qu'à chaque inspiration de gaz la circulation se ranimait au moins pour quelques heures, on ne peut s'empêcher de penser que ces stimulations successives, ces secousses imprimées de temps en temps à tout l'organisme, en soutenant le principe vital toujours prêt à s'éteindre, ont dû donner le temps au traitement, ou si l'on aime mieux, à la nature, de préparer et d'amener à sa fin la réaction si desirable.

OBSERVATION XXIXe. — *Cinquième de M.* LEPAGE.

Nous n'avons pas été aussi heureux dans cette observation que dans la précédente, et l'individu qui en fait le sujet a succombé, malgré le traitement le plus actif et l'administration du protoxide qui est resté sans effet, à l'une des attaques de cholera les plus violentes que nous ayons vues.

Alphonse Neveu, âgé de 32 ans, chargeur, faubourg Bannier, n° 113, d'un tempérament éminemment sanguin, d'une haute stature et d'une constitution athlétique, après une diarrhée de quelques jours, qui n'avait été pour lui que le sujet de diverses plaisanteries sur le cholera, fut pris brusquement et simultanément, le mardi 22 mai à dix heures du soir, de tous les symptômes du cholera algide le plus intense. Le lendemain matin à cinq heures, nous fûmes appelés, M. le docteur Lanoix fils et moi, pour lui donner des soins.

Prescription : Vingt sangsues à l'épigastre, boisson d'eau de riz et de gomme, potion opiacée, lavemens au laudanum, frictions avec le liniment volatil térébenthiné et camphré, synapismes chauds all iacés aux pieds et aux mains, glace à l'intérieur.

Seconde visite, à huit heures du matin : Tous les accidens sont à leur comble, la cyanose déjà avancée, le pouls presque nul; les crampes sont intolérables, le froid glacial. Continuation des mêmes moyens.

Troisième visite, à midi : Même état; le malade se désespère et dit qu'il est perdu. Inspiration d'une vessie de 3 litres de protoxide d'azote; effet absolument nul sur la circulation.

Le tempérament sanguin du malade nous détermine à faire une saignée, qui est immédiatement pratiquée par M. Lanoix, et pendant laquelle je fais inspirer au malade 3 autres litres de gaz. Cette nouvelle inspiration est encore sans résultat sensible; le sang continue à couler en nappe, et la circulation ne paraît être en aucune manière modifiée par cette opération.

Ces premières tentatives se trouvant infructueuses, nous ne jugeons pas à propos de poursuivre l'expérimentation du gaz; à notre quatrième visite, (cinq heures du soir), le malade était encore plus mal; nous lui administrons les toniques, les stimulans les plus énergiques, et malgré tout il succombe à huit heures et demie, au milieu des plus cruelles souffrances.

Cette observation sera rangée, comme on voit, au nombre de celles qui donnent pour le protoxide un résultat négatif.

OBSERVATION XXXe. — *Sixième de M. LEPAGE.*

Jules Roucelet, âgé de 12 ans, demeurant avec ses parens, rue de la Poële, n° 7, fut pris brusquement, le jeudi 24 mai, à cinq heures du matin, d'une violente attaque de cholera. Lors de ma première visite (neuf heures du matin), le pouls était déjà nul et la cyanose commencée. Je prescrivis de suite les sangsues, les boissons gommeuses, les potions et les lavemens narcotiques, la glace, l'acide citrique et les synapismes. Puis j'envoyai chercher une vessie de 3 litres de protoxide, que je fis respirer moi-même au petit malade, et qui demeura sans effet sensible sur la circulation.

Seconde visite, à midi : Même nullité du pouls, point de réaction, aphonie complète. Je fis respirer moi-même au malade deux vessies de 3 litres de protoxide, qu'il prit avec une sorte de plaisir, mais qui ne produisit encore, du moins aussitôt après son ingestion, aucun effet appréciable sur la circulation. Avant de me retirer, je prescrivis un bain très-chaud, animé de 8 pintes de vinaigre, et au sortir du bain, des synapismes alliacés aux pieds et aux mains.

Troisième visite, à deux heures après midi : En approchant du petit malade, je fus frappé de la disparition de la cyanose, qui était déjà fort avancée à midi, et dont il ne restait pas la moindre trace à deux heures. Les autres symptômes étaient les mêmes, et le pouls toujours nul. A cette troisième visite, nouvelle ingestion de 6 litres de protoxide d'azote, après avoir placé la main sur le cœur pour m'assurer de la force et de la fréquence de ses battemens; et aussitôt après l'opération, augmentation très-sensible de l'action de cet organe, qui est plus que doublée. Du reste, le pouls est toujours nul, et l'état général du malade annonce que la réaction est impossible.

Quatrième visite, à cinq heures après midi : Même état, prostration plus grande. En désespoir de cause, dernière inspiration de 6 litres de protoxide, sans résultat.

Cinquième visite, à minuit : Agonie, mort dans la nuit.

Ce jeune malade, que M. le docteur Ménissier, de Châteauroux, a visité plusieurs fois avec moi, a respiré en tout 21 litres de gaz. Maintenant, est-ce à ce gaz qu'il faut attribuer la disparition de la cyanose, ou bien est-ce au bain de vinaigre, ou à la nature ? je n'ose me prononcer à cet égard. Toujours est-il qu'ici, comme dans beaucoup d'autres circonstances, le protoxide d'azote a exercé une action directe sur le cœur, et que cette observation vient confirmer, quoique d'une manière faible, les propriétés annoncées de cette substance gazeuse.

OBSERVATION XXXIe. — *Septième de M. LEPAGE.*

Mme. Gillen, propriétaire, rue du Gros-Anneau, n° 4, âgée de 79 ans et demi, fut prise, dans la nuit du 7 au 8 juin, d'une attaque de choléra très-intense. Je fus appelé, conjointement avec M. le docteur Lanoix père, pour lui donner des soins, et dès notre première visite la cyanose était déjà bien prononcée, surtout au visage, les crampes très-fortes, et le pouls presque nul. Nous prescrivîmes le traitement ordinaire par les narcotiques en potions et en lavemens, les boissons gommeuses, le liniment volatil térébenthiné et camphré, la glace et les révulsifs actifs.

A notre seconde visite (le 8 juin , deux heures après-
midi), la malade était dans le même état, à l'exception
de la diarrhée qui était un peu moindre. La cyanose était
très-prononcée au visage et aux mains; le pouls était
filiforme et presque imperceptible.

Dans cet état de choses, nous fîmes inspirer à la malade deux vessies de 3 litres de protoxide, à dix minutes d'intervalle l'une de l'autre ; immédiatement après
la première, le pouls se relève d'une manière très-sensible ; mais après la seconde , nous sommes véritablement
étonnés, M. Lanoix et moi, du développement considérable qu'il vient d'acquérir. Nous pouvions craindre
que cette excitation ne fût que passagère ; mais heureu-
sement il n'en a pas été ainsi , et la réaction commença
dès cet instant.

Troisième visite , à sept heures du soir : Le pouls s'est
soutenu avec la même force depuis deux heures après midi ;
continuation de la réaction , diminution de la cyanose.

Nouvelle inspiration de 3 litres seulement de gaz, pour
soutenir la réaction ; et après cette opération, développement encore plus considérable du pouls.

Le lendemain 9 juin, à huit heures du matin : La réaction
est si forte qu'on est obligé d'appliquer des sangsues au
bas des oreilles, afin d'éviter la congestion cérébrale.
L'état de la malade s'améliore de plus en plus, et malgré
son grand âge et la gravité de la maladie, elle entre au
bout de quelques jours en pleine convalescence.

Cette observation est une de celles dans lesquelles les
propriétés du gaz protoxide d'azote se sont manifes-
tées de la manière la moins équivoque et la plus tran-
chée; aussi devons-nous la placer en tête de celles qui
sont favorables à ce gaz.

OBSERVATION XXXIIe. — *Huitième de M. LEPAGE.*

Auguste Perdoux, âgé de 27 ans, tonnelier, faubourg Bannier, n° 224, est pris, le 18 juin, d'une légère attaque de cholera, qui cède au traitement ordinaire. Au bout de deux jours, il entrait en convalescence, lorsqu'on eut l'imprudence de lui apprendre la mort brusque, par le cholera, d'une jeune personne de son voisinage (le 20 juin). Aussitôt tous les symptômes du cholera algide le plus intense se déclarent simultanément, et laissent peu d'espoir de sauver le malade. Cependant tous les moyens les plus actifs sont mis en usage, et le protoxide est administré avec persévérance pendant trois jours, jusqu'à la concurrence de 49 litres. Cette médication produisit tout l'effet qu'on en attendait; après chaque inspiration de gaz à la dose d'une vessie de 3 litres, l'action du cœur se ranimait, le pouls se relevait et acquérait un développement très-sensible. Le 21 au soir, la réaction commença à s'opérer sous la triple influence des sangsues, du protoxide, et d'un bain très-chaud, animé de 8 pintes de vinaigre et de 2 pintes de moutarde; et le 22 au matin, elle se décida tout-à-fait, aussitôt après l'ingestion de 6 litres de gaz. Malheureusement cette réaction, quoique franche et bien marquée, ne fut pas de longue durée; le pouls redevint misérable, le cerveau se prit, les dernières doses de protoxide furent inutiles, et le malade succomba le 23 au matin.

OBSERVATION XXXIIIe. — *Neuvième de M. LEPAGE.*

Le gaz protoxide d'azote a été expérimenté chez la femme Papin, ouvrière, âgée de 51 ans, rue de l'Oie, n° 17, prise du cholera le 6 juillet, et morte le surlendemain 8 au soir. Cette malade a pris environ 12 litres de gaz; les premières inspirations ne produisirent aucun effet sensible ; mais à la seconde vessie le pouls acquit un développement très-marqué, puis retomba bientôt pour se relever à chaque inspiration nouvelle. Mais il nous fut impossible d'obtenir la réaction, ni par ce moyen, ni par tous ceux qui furent simultanément mis en usage.

OBSERVATION XXXIVe. — *Dixième de M. LEPAGE.*

Le nommé Rousseau, chargeur, âgé de 26 ans, demeurant rue de la Lionne, n° 39, fut pris, le 6 juin, d'un cholera algide très-intense. Je le mis sous la double influence du traitement ordinaire et du gaz protoxide d'azote, dont il respira environ quatre vessies de 3 litres. Presque toutes les inspirations furent suivies du développement et de l'accélération du pouls. La réaction eut lieu le 8 ; elle se soutint, et le malade guérit ; mais il eut une convalescence très-longue et très-pénible.

OBSERVATION XXXVe ET DERNIÈRE.
Onzième de M. LEPAGE.

Mme. Dumont-Barrué, âgée de 58 ans, épouse d'un marchand-vinaigrier, demeurant rue du Four-à-Chaux, n° 29, fut prise du cholera algide, le mardi 17 juillet dernier, au matin. Nous fûmes appelés, M. le docteur Lanoix père et moi, pour lui donner des soins ; et à tous les moyens ordinaires, les sangsues, les narcotiques, la glace, les révulsifs, nous ajoutâmes l'emploi du protoxide d'azote sous forme gazeuse et sous forme liquide. Mais toutes nos tentatives furent infructueuses ; la réaction n'eut pas lieu, et la malade succomba dans la nuit du 18 au 19. Dans cette expérimentation du protoxide ;

nous n'obtînmes aucuns des effets déjà signalés ailleurs, et ce gaz n'exerça aucune espèce d'influence sur la circulation.

M. le docteur Fouré ayant eu l'ingénieuse idée de remplacer chez les malades le gaz protoxide d'azote par un simple mélange, sans combinaison, d'azote et d'oxigène dans des proportions convenables (à-peu-près parties égales de chaque), mélange plus facile à se procurer, et par conséquent moins dispendieux que le protoxide ; et ayant prié M. Simonin, pharmacien, de lui en préparer quelques vessies ; nous invitâmes M. Fouré à nous accompagner chez Mme. Dumont, et nous fîmes avec lui l'essai de ce nouveau moyen. Mais, soit que la maladie fût trop avancée, soit que l'ingestion du gaz n'ait eu lieu qu'imparfaitement, la malade ne s'y prêtant qu'avec beaucoup de peine, cette opération, comme celle faite avec le protoxide, demeura sans aucun résultat.

RÉSUMÉ.

De l'analyse plus ou moins détaillée, mais toujours exacte, des nombreuses observations soumises à notre examen, il résulte que sur 35 expérimentations du gaz protoxide d'azote,

19 ont été favorables à l'action de ce gaz sur le système circulatoire ;

15 ont été sans résultat appréciable pour l'action de ce gaz, et sont demeurées absolument sans effet ;

Une seule (l'expérimentation faite sur le jeune Sabre, de la rue de la Lionne, observation 27e), a paru avoir un résultat défavorable, en ce qu'elle a fatigué le malade, et a augmenté plutôt que diminué l'anxiété de la respiration.

Maintenant, en partant de ces résultats qui sont l'ex-
pression rigoureuse et mathématique des faits qui se sont
passés sous les yeux de nos confrères comme sous les nô-
tres, et en écartant, comme nous l'avons dit au commencement de ce rapport, toute espèce de prévention
pour ou contre le moyen dont il est question, ne pou-
vons-nous pas conclure, en donnant pour l'opinion,
presque générale au moins, des médecins d'Orléans, la
série des propositions suivantes ?

1° Le gaz protoxide d'azote ingéré dans la poitrine
paraît avoir, en général, la propriété de ranimer l'action
du cœur, d'activer la circulation et de relever le pouls.

2° Sous ce rapport, ce moyen, dont on a dit tour-à-
tour trop de bien et trop de mal, peut être utile dans le
traitement du cholera-morbus, et sinon guérir, du moins
concourir à la guérison, en préparant l'heureux effet
des médications ultérieures. Il doit donc figurer comme
moyen auxiliaire dans le traitement de cette maladie.

3° L'instant le plus favorable pour administrer le
protoxide avec avantage, est le commencement de la
période d'asphyxie. Plus tôt, cette médication est inutile;
plus tard, elle est, en général, sans succès.

4° Pour obtenir une réaction un peu soutenue, il faut,
en général, en faire respirer des quantités assez considé-
rables, 12, 15 à 20 litres, et quelquefois plus, que l'on
donne, par vessies de 3 ou 4 litres, toutes les heures ou
toutes les deux heures. (Cette remarque, toute d'expérience, est due à M. le docteur Jallon.)

5° La manière d'administrer le gaz protoxide d'azote
n'est pas indifférente, et il faut le faire respirer par les
narines si le malade veut bien s'y prêter, ce mode
d'ingestion se rapprochant davantage de la respiration

naturelle. La canule de gomme élastique une fois introduite dans la narine, on doit fermer avec soin la narine
opposée ainsi que la bouche, afin qu'une portion du gaz
ne soit point expirée trop tôt.

Bien souvent, cependant, cette méthode fatigue les
malades, et ils préfèrent respirer le gaz par la bouche.

6° Il est essentiel de n'administrer aux malades qu'un
gaz protoxide bien préparé et bien conservé, et sur les
effets duquel on puisse compter. A cet égard, on recon-
naîtra que le gaz protoxide est bon, s'il enflamme l'al-
lumette qui présente déjà un point en ignition.

Nous ne dirons rien ici sur la manière de se procurer
le gaz protoxide d'azote, que l'on obtient, comme on
sait, par la décomposition du nitrate d'ammoniaque, tout
ce qui tient à sa préparation rentrant dans le domaine
spécial de la chimie et de la pharmacie.

A Orléans, le 30 juillet 1832.

LEPAGE, *Rapporteur de la Commission.*

www.ingramcontent.com/pod-product-compliance
Lightning Source LLC
Chambersburg PA
CBHW070918210326
41521CB00010B/2241